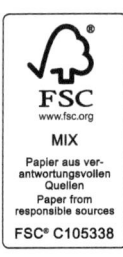

Text-Satz-Gestaltung
Gabi Mast
Lehrerin für Akupressur
www.vonGabi.de
© Gabi Mast

Herstellung und Verlag:
BoD - Books on Demand, Norderstedt
ISBN 9-783732-290437

Gabi Mast

Drück

Dich mal

Akupressur ist eine alte Technik, die die Chinesen schon seit ca. 5000 Jahren nutzen. Nach der chinesischen Tradition gibt es für das gesamte Universum eine Ordnung. Sie ist überall, in allem und auch in jedem von uns. Deshalb wird in unserem Körper in zwölf Organ- und zwei Sonder-Meridianen die gesamte Lebensenergie transportiert. So werden das Gleichgewicht und damit die Gesundheit des Menschen erhalten. Stellt sich eine Störung (Krankheit) ein, so kann man bestimmte Punkte auf den Meridianen stimulieren und damit den Fluss der Lebensenergien wieder anregen. Das passiert bei Akupressur oder Akupunktur. Die Punkte sind dieselben.

Bei Akupunktur werden sie mit verschiedenen Nadeln gestochen, bei Akupressur drückt man sie mit den Fingern oder mit der Hand. Lange Zeit wurden diese Grundlagen der TCM (Traditionelle chinesische Medizin) in der westlichen Welt nicht anerkannt. Mittlerweile bezahlen unsere Krankenkassen sogar Akupunktur-behandlungen.

Fazit: Es ist völlig egal, ab man an Tao, Yin, Yang oder Meridiane glaubt - Hauptsache, die Behandlung wirkt.

Der Vorteil der Akupressur ist, dass man kein Zubehör braucht. Man kann also immer und fast überall behandeln. Und man kann **sich**

selbst behandeln. Das Einzige, was man braucht, ist das Wissen. Bei Akupressur gibt es im Gegensatz zu vielen Medikamenten keine Nebenwirkungen und man kann sehr viele Krankheiten lindern und heilen.

WICHTIG: AKUPRESSUR ERSETZT KEINESFALLS EINEN ARZT – ABER SIE MOBILISIERT DIE SELBSTHEILUNGSKRÄFTE, ÜBER DIE UNSER KÖRPER VERFÜGT!

In diesem Buch zeige ich, welche Punkte Sie bei den häufigsten Krankheiten drücken können.

Allerdings ist darauf zu achten, dass es wenig Sinn macht, täglich alle Punkte zu bearbeiten. Es ist besser, regelmäßig zwei bis drei Punkte zu massieren. Mehr als 15 bis 30 Minuten sollte die Behandlung nicht dauern. In akuten Fällen kann man durchaus mehrmals täglich pressieren; es sollte allerdings eine Pause von mindestens einer halben Stunde dazwischen liegen.

Sie werden sich sicher wundern, dass Sie oft Punkte pressen, die fernab von der eigentlichen Störung liegen. Dies liegt daran, dass die chinesische Medizin davon ausgeht, dass in unserem Körper zwölf Meridiane (Energiebahnen) und zusätzlich ein Lenker – und ein Konzeptionsgefäß in unserem Körper verlaufen, die miteinander dafür sorgen, dass alle Körperfunktionen im Gleichgewicht bleiben. Da die Meridiane in ihren Bahnen durch den ganzen Körper verlaufen, gibt es auch überall

Akupressur-punkte, die ganz woanders wirken. Man nennt sie Fernpunkte.

Wie sollte man denn die Punkte behandeln?

Die einfachste Art ist, einen Punkt einfach zu drücken. Hierzu eignet sich jeder Finger, so, wie es für Sie am angenehmsten ist. Auch die Intensität des Drucks richtet sich danach, wie es Ihnen wohl tut. Es empfiehlt sich, bei akuten Schmerzen die Finger leicht kreisen zu lassen; bei chronischen Schmerzen hilft ein konstanter Druck. Eine weitere Möglichkeit ist es auch, einen Punkt zu klopfen. Oder man kann über mehrere nebeneinander liegende Punkte mit Daumen oder Zeigefinger streichen. (z. B. über die Augenbrauen bei Kopfschmerz). Außerdem kann man an bestimmten Stellen größere Flächen mit mehreren Fingern, dem Handballen oder der Faust stimulieren. Besonders bei Rückenschmerzen hat sich dieses Reiben, Drücken oder Rollen bewährt. Probieren Sie alle Möglichkeiten aus und finden Sie für sich heraus, was Ihnen am besten gut tut. Denn dies ist auch eine ganz wichtige Sache bei Akupressur. Denken Sie daran, dass es Ihnen gut geht.

Entscheiden Sie sich fürs Wohlbefinden!

Ich möchte Sie dabei unterstützen, indem ich Ihnen zeige, wie sie sich selbst mit einfachen Mitteln helfen können. Deshalb habe ich in diesem Buch zusammengestellt, wie man bei gesundheitlichen Problemen, die fast jeder irgendwann bekommt, reagieren kann. So bleibt in der Regel der Griff in den Medikamentenschrank erspart.

Hier die Gesundheitsstörungen, die in diesem Buch vorgestellt werden:

- **KOPFSCHMERZEN UND MIGRÄNE**
- **RÜCKENSCHMERZEN**
- **SCHLAFSTÖRUNGEN**
- **ERKÄLTUNGSKRANKHEITEN**

KOPFSCHMERZEN UND MIGRÄNE

Kopfschmerzen sind mittlerweile eine Volkskrankheit geworden. Wer kennt sie nicht: Ob Überarbeitung, Stress, Wetterumschwung oder eine Grippe im Anmarsch – und schon sind sie da. Leider haben die meisten gleich eine Tablette zur Hand. Und die Frage: „Hast Du mir mal ‚ne Kopfschmerztablette?" ist schon zur Selbstverständlichkeit geworden.

Aber man kann seine Schmerzen auch einfach mit Fingerdruck bekämpfen. Der Vorteil: Man behandelt nach chinesischer Gesundheitslehre die Ursachen, die den Kopfschmerz entstehen lassen, anstatt das Schmerzempfinden zu betäuben.

Migräne ist eine ernste Krankheit, die unbedingt in die Hände eines Arztes gehört. Der Schmerz kommt in Schüben und kann jederzeit und auch teilweise wochenlang am Stück auftreten. Aber auch hier kann mit Akupressur eine dauerhafte Linderung erzielt werden. Selbst, wenn die Ursachen, die zu Kopfscherz und Migräne führen, verschieden sind, so kann man sie gleich behandeln.

Folgende Punkte wirken auf den Energiefluss:

Am Hinterkopf:

Du16 – der 16te Punkt auf dem Lenkergefäß (Du Mai)

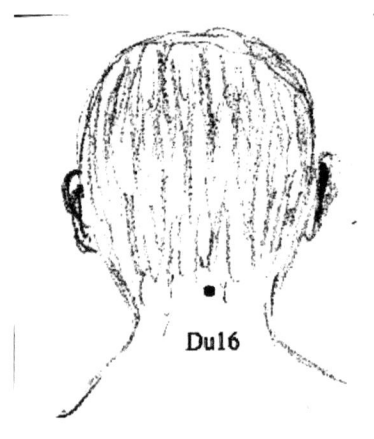

Fassen Sie sich mit dem Zeigefinger am Hinterkopf genau an die Stelle in der Mitte, wo der Schädelknochen aufhört und der Nacken beginnt. In diese Vertiefung legen Sie Ihren Finger und massieren diese Stelle kreisförmig. Drücken Sie nicht zu stark, es soll nicht wehtun. Massieren Sie zwei bis drei Minuten, so lange, wie es Ihnen angenehm ist.

GB20 – der 20igste Punkt auf dem Gallenblasen-Meridian

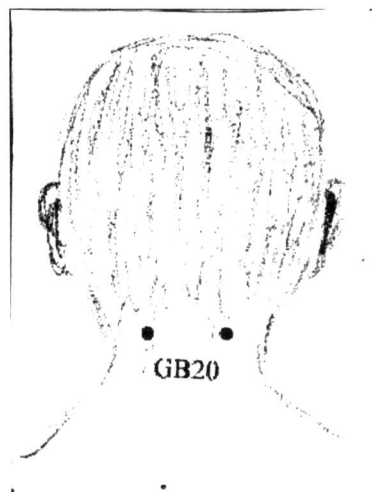

Folgen Sie jetzt mit beiden Mittelfingern dem Ende des Schädelknochens nach außen (nach links und nach rechts), bis Ihre Finger wieder ein einer Vertiefung ankommen. Es ist die Vertiefung zwischen den beiden großen Nackenmuskeln. Dieser Punkt hilft bei Kopfschmerzen, steifem Nacken, Schlaflosigkeit und Bluthochdruck. Lassen Sie Ihre Mittelfinger darin liegen und legen Sie den Zeigefinger darunter. Halten Sie etwas einen Abstand, in den ihr Finger noch einmal dazwischen ginge. Dann sind Sie auf dem Punkt

B10 – der zehnte Punkt aus dem Blasen-Meridian

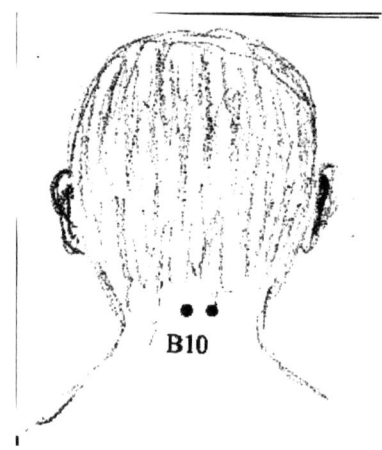

Drücken Sie die beiden Punkte auch 2-3 Minuten lang. Der Druck sollte so sein, dass er zwar spürbar ist, aber keine Schmerzen verursacht.

Im Gesicht:

Du24.5 - das „Dritte Auge" (Du Mai)

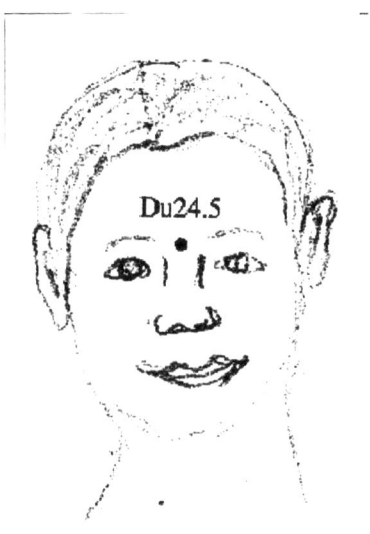

Dieser Punkt auf dem Lenkergefäß wird allgemein auch das **„Dritte Auge"** genannt. Er liegt genau zwischen den Augen in der Vertiefung der Nasenwurzel. Dieser Punkt wirkt auf die Hypophyse. Daher hilft das Drücken dieses Punktes bei Kopfschmerz, überanstrengten Augen, Heuschnupfen, aber auch bei Verdauungsschmerzen und Magenschmerzen. Auch hier gilt: Nicht die Stärke des Drucks ist entscheidend, sondern eine für sie angenehme Berührung in Form eines sanften Kreisens. So, wie Ihr Körper die Berührung genießt.

Links und rechts neben dem **Du24.5** in der oberen, Vertiefung in der zur Nase hingewandten Ecke liegt der Augenhöhle liegt der

Punkt B2 – der zweite auf dem Blasen-Meridian

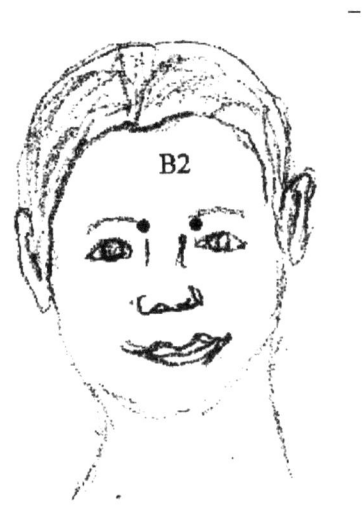

Hier ist es wichtig, dass die Richtung, in die man drückt, nach oben hin zu Stirn und Nasenwurzel stattfindet. Dieser Punkt wirkt vor allen Dingen bei Überanstrengung der Augen und Heuschnupfen. Oft kann man beobachten, dass Brillenträger die Brille abnehmen, mit Daumen und Zeigefinger diesen Punkt auf beiden Seiten des Auges drücken und dabei die Augen kurz schließen. Ich weiß nicht, ob dies alles Menschen sind, die über die Wirkung der Akupressur Bescheid wissen. Manchmal tun Menschen instinktiv genau das, was ihnen gut tut. Wenn man sich, wie ich, mit Akupressur, beschäftigt, weiß man, warum.

Ma3 - der dritte Punkt auf dem Magen-Meridian

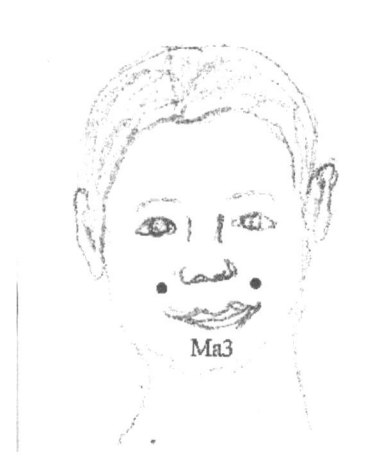

Ma3 liegt beidseitig senkrecht von der Pupille abwärts bis zu der Vertiefung unterhalb vom Backenknochen. Auch dieser Punkt wirkt insbesondere bei Überanstrengung der Augen, verstopfter Nase und Zahnschmerzen. Beidseitig leichte kreisende Massagebewegungen beruhigen die betroffenen Bereiche.

S2 – Sonderpunkt Schläfe

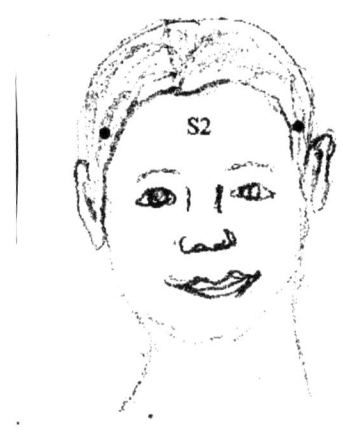

S2 gehört nicht zu einem bestimmten Meridian. Er liegt in der Schläfenvertiefung ca. 1 cm neben den Augenbrauen. Er hilft bei Überlastung, Kopfschmerzen und Schwindel. Man kann ihn gleichzeitig beidseitig stimulieren. Auch hier sind sanfte kreisende Bewegungen zu empfehlen.

Augenbrauen:

Zudem hat es sich als hilfreich erwiesen, bei Kopfschmerzen die Augenbrauen beidseitig von der Nase Punkt für Punkt nach außen hin zur Schläfe sanft zu klopfen oder auszustreichen. Diese Massage löst Spannungen im Kopf, die ja oft Auslöser der Schmerzen sind.

An Hand und Fuß:

Di4 – Punkt 4 auf dem Dickdarm-Meridian

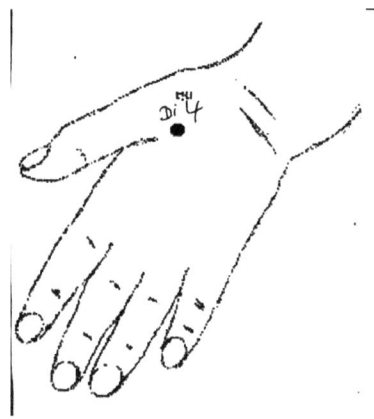

Dies ist ein allgemeiner Kraftpunkt, der neben Kopfschmerzen auch bei Zahnschmerzen und Schulterschmerzen wirkt. Strecken Sie Ihre Hand aus. Zwischen Daumenwurzel und Zeigefinger bildet sich ein kleiner Hügel. Das ist der Ansatzpunkt, den Sie mit dem Daumen der anderen Hand drücken. Auch hier gilt es, selbst herauszufinden, wie der Druck am angenehmsten für Sie ist. Allerdings darf man hier bei diesem Fernpunkt ruhig auch fester drücken und diesen auch bis zu zehn Minuten anhalten. Wichtig: Nacheinander beide Seiten bearbeiten.

DI4 NICHT IN DER SCHWANGERSCHAFT DRÜCKEN, SONST KÖNNEN VORZEITG WEHEN AUFTRETEN!!

Le3 – der dritte Punkt auf dem Leber-Meridian

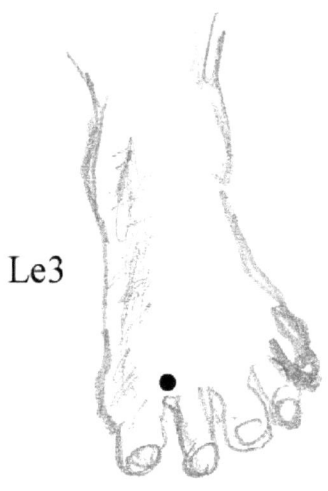

Dieser Punkt liegt auf dem Fuß zwischen der großen und der zweiten Zehe. Er hilft bei Fußkrämpfen, Kopfschmerzen, überanstrengten Augen, Kater und Allergien. Es empfiehlt sich, Le3 an beiden Füßen durch Reiben stimulieren.

GB41 – Punkt 41 des Gallenblasen-Meridians

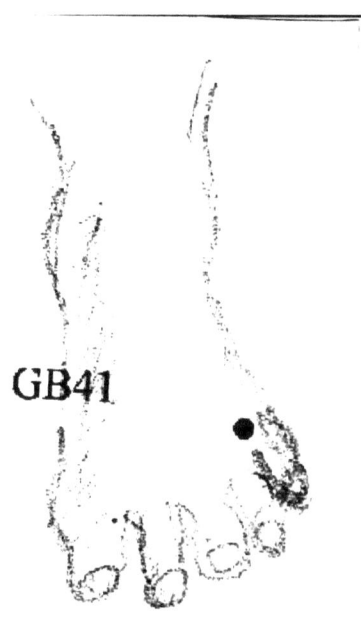

Auch dieser Punkt liegt auf dem Fuß, und zwar zwischen der vierten und der fünften Zehe. Von da aus ca zwei Fingerbreit Richtung Bein, bis Sie an einer Vertiefung angelangt sind. Leichte kreisende Massage hilft bei verschiedenen Kopfschmerzen, Seitenstechen, Ischias und Arthritis. Auch diesen Punkt an beiden Füßen drücken.

RÜCKENSCHMERZEN

„Ich hab' Rücken!" Dieser Satz aus dem Mund eines Comedian hat sich mittlerweile schon zu einem „Geflügelten Wort" gemausert. Denn die meisten von uns leiden ab und an unter Rückenschmerzen. Und auch hier ist es unerheblich, ob diese einmalig durch Stress, Überanstrengung, durch Krankheiten wie Bandscheibenvorfall oder Ischias verursacht werden, man kann jederzeit den Energiefluss mit Akupressur regulieren und damit den Schmerz lindern. Nichtsdestotrotz gehören immer wiederkehrende Rückenprobleme genauso in die Hände eines Arztes wie jeder chronische Schmerz. Aber zur Linderung und Heilung helfen folgende Punkte auf dem Blasenmeridian, der in der Augenhöhle beginnt und über den Rücken unter den Füßen hindurch bis zur kleinen Zehe verläuft.

B23 und B47 – Punkt 23 und Punkt 47 auf dem Blasen-Meridian

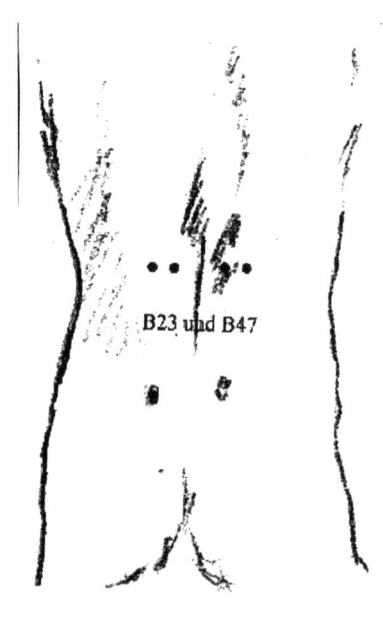

Diese beiden Punkte liegen am Rücken in Taillenhöhe. Wir alle haben folgendes schon des Öfteren gesehen oder tun dies intuitiv selbst: Nach längerem Sitzen schmerzt der Rücken beim Aufstehen. Viele fassen sich dann mit den Händen oder gar mit den Fäusten in den

Rücken und drücken beidseitig neben der Wirbelsäule in die Taille. So erwischt man beide Punkte Man sollte sie mehrere Minuten halten und den Oberkörper dabei nach hinten dehnen. Damit unterstützt man den Druck und der Schmerz lässt langsam nach.

B48 – Punkt 48 auf dem Blasen-Meridian

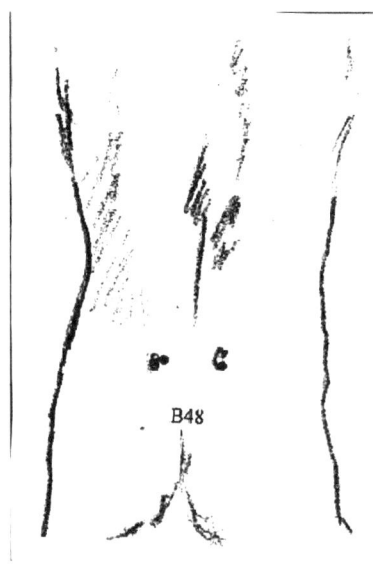

Folgen Sie dem Rückgrat rechts und links bis hinunter zum Kreuzbein. Überqueren Sie den ersten Seitenflügel des Kreuzbeins und kommen Sie 1 – 2 cm neben der Wirbelsäule in einer Vertiefung an. Dort liegt der Punkt B48. Stimulieren Sie diesen mit festem Druck für einige Minuten.

B54 - Punkt 54 auf dem Blasen-Meridian

B54 ist sehr leicht zu finden: In der Mitte der Kniekehle erspüren Sie ihn. Massieren Sie Ihre Kniekehle bei Rückenschmerzen, Ischias oder steifen Knien. Finden Sie selber heraus, ob Ihnen sanfte kreisende Bewegungen oder Reiben mehr gut tut. Je nach Ihren Schmerzen zeigt Ihnen Ihr Körper, wie die Akupressur am besten wirkt.

Auf der Vorderseite:

Ren6 – Punkt 6 auf dem Konzeptionsgefäß (Ren Mai)

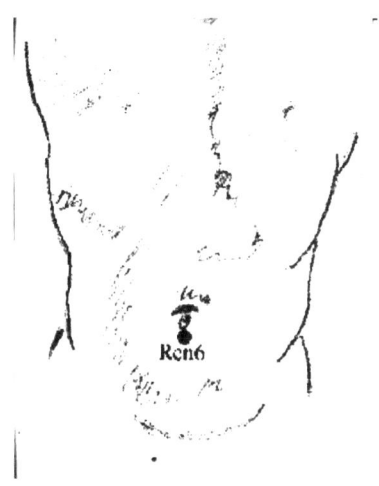

Dieser Punkt liegt zwei Fingerbreit unterhalb des Nabels. Eine sanfte Massage stärkt die Unterleibsmuskulatur und beugt damit oft Rückenschmerzen vor. Ren6 hilft aber auch bei Verstopfung, Blähungen und Impotenz.

FÜR ALLE RÜCKENPROBLEME GILT: NICHT ERST BEHANDELN, WENN DER RÜCKEN SCHON SCHMERZT, SONDERN SCHON VORBEUGEND REGELMÄSSIG GYMNASTIK MACHEN UND AKRPRESSUR ANWENDEN!!!

SCHLAFSTÖRUNGEN

Sicherlich kommt es bei jedem von uns einmal vor, dass man eine Nacht lang nicht in den Schlaf findet oder die Nacht nicht durchschlafen kann. Gründe hierfür gibt es viele: Es kann Stress sein, eine im Anzug befindliche Erkältung, schwer bekömmliche Ernährung oder aber der berühmte Vollmond.
Wenn so etwas nur selten vorkommt, ist das in Ordnung. Sollte dies allerdings des Öfteren der Fall sein, so raubt einem die fehlende Nachtruhe dem ganzen Körper Kraft. Darunter leidet allgemein das Leistungsvermögen und man wird anfälliger für Krankheiten.
In jedem Fall hilft es, die nachfolgenden Punkte zu drücken. Statt sich schlaflos im Bett zu wälzen, empfiehlt es sich, sich durch Akupressur die nötige Ruhe zu verschaffen.

An der Hand:

H7 – der siebte Punkt des Herz-Meridians

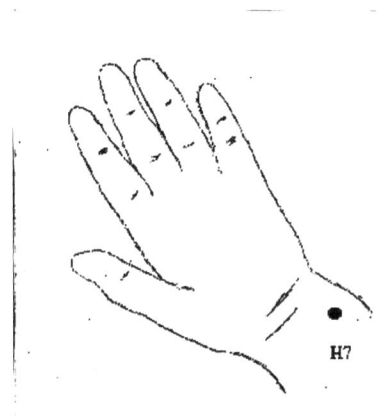

Er befindet sich auf der Innenseite des Handgelenks in der Kuhle unterhalb des kleinen Fingers, gegenüber dem Handgelenkknöchel. Hier wirkt eine leichte Massage am besten, damit diese Behandlung auf dem Herzmeridian eine beruhigende Wirkung hat.

P6 – Punkt 6 des Perikard-Meridians (Herzbeutel)

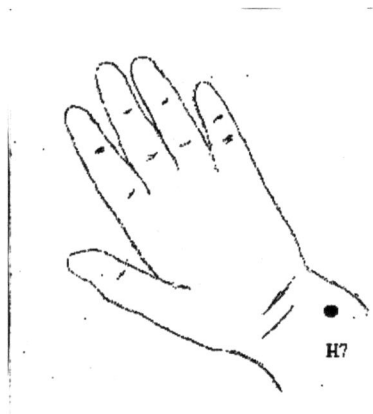

Dieser Punkt befindet sich in der Mitte des Handgelenks, ca. zwei Fingerbreit in Richtung Ellbogen. Hier hilft ein etwas festeres Drücken. P6 hilft neben Schlaflosigkeit auch bei Handgelenkschmerzen, Verdauungsstörungen und Unruhen.

Am Hinterkopf:

B10 – der zehnte Punkt aus dem Blasen-Meridian

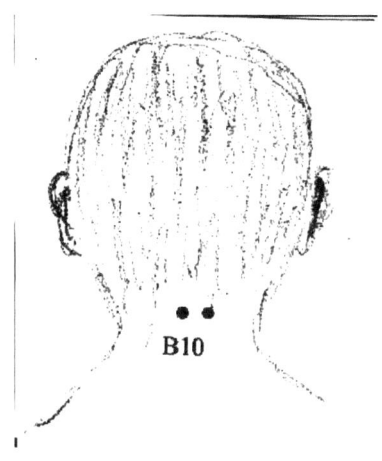

Drücken Sie die beiden Punkte auch 2-3 Minuten lang. Der Druck sollte so sein, dass er zwar spürbar ist, aber keine Schmerzen verursacht. Oft sind die Gründe für Schlaflosigkeit Stress, Erschöpfung oder Ängste, die uns belasten. Dagegen entspannt B10.

GB20 – der 20igste Punkt auf dem Gallenblasen-Meridian

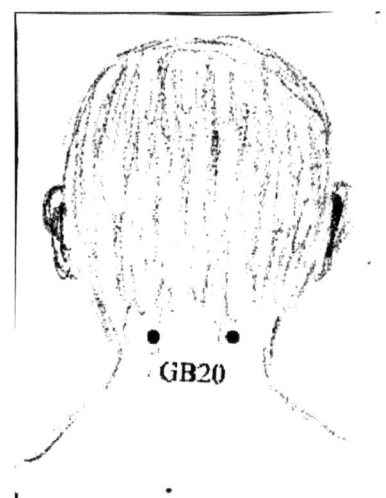

Folgen Sie jetzt mit beiden Mittelfingern dem Ende des Schädelknochens nach außen (nach links und nach rechts), bis Ihre Finger wieder in einer Vertiefung ankommen. Es ist die Vertiefung zwischen den beiden großen Nackenmuskeln. Dieser Punkt hilft bei Kopfschmerzen, steifem Nacken, Schlaflosigkeit und Bluthochdruck. Lassen Sie Ihre Mittelfinger darin liegen und legen Sie den Zeigefinger darunter. Halten Sie etwas einen Abstand, in den ihr Finger noch einmal dazwischen ginge. Dann sind Sie auf dem Punkt

Du16 – der 16te Punkt auf dem Lenkergefäß (Du Mai)

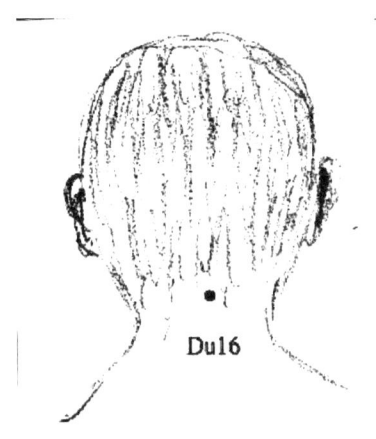

Fassen Sie sich mit dem Zeigefinger am Hinterkopf genau an die Stelle in der Mitte, wo der Schädelknochen aufhört und der Nacken beginnt. In diese Vertiefung legen Sie Ihren Finger und massieren Sie diese Stelle kreisförmig. Diese Massage lindert Nackenschmerzen, Kopfschmerzen, Nasenbluten, und Halsweh. Drücken Sie nicht zu stark, es soll nicht wehtun. Massieren Sie zwei bis drei Minuten, so lange, wie es Ihnen angenehm ist.

Im Gesicht:

Du24.5 - das „Dritte Auge"

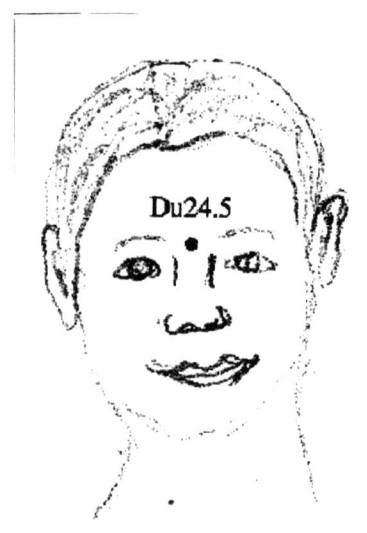

Dieser Punkt wird allgemein auch das **„Dritte Auge"** genannt. Er liegt genau zwischen den Augen in der Vertiefung der Nasenwurzel. Er wirkt auf die Hypophyse. Und lindert daher Kopfschmerz, überanstrengte Augen, Heuschnupfen, aber er hilft auch bei Verdauungsschmerzen und Magenschmerzen. Auch hier gilt: Nicht die Stärke des Drucks ist entscheidend, sondern eine für sie angenehme Berührung in Form eines sanften Kreisens. So, wie Ihr Körper die Berührung genießt.

Am Brustkorb:

Ren17 – Punkt 17 auf dem Dienergefäß (Ren Mai)

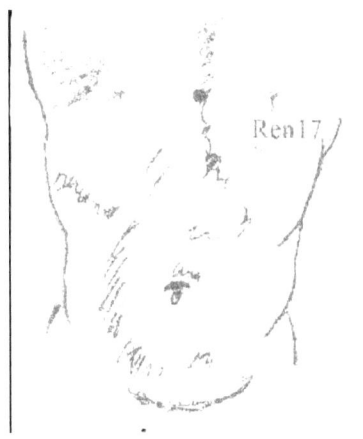

Dieser Punkt liegt in der Mitte des Brustkorbs drei Daumenbreit oberhalb der Wurzel des Brustbeins. Bei Männern ist er einfacher auf der Höhe der Brustwarzen zu finden. Drücken Sie diesen Punkt bitte nicht zu fest; eine leichte Massage beruhigt. Herzklopfen, Nervosität oder Ängstlichkeit oder sonstigen Kummer können Sie so lindern. Damit finden Sie beruhigt in den Schlaf.

Am Fuß:

N6 – Punkt 6 auf dem Nieren-Meridian

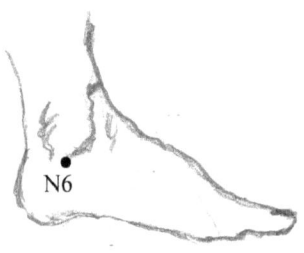

Unterhalb des inneren Fußknöchels in einer kleinen Senke. Hier drückt man gegen Bluthochdruck, Unterleibsbeschwerden, Gelenkschmerzen, außerdem wirkt N6 sehr beruhigend auf Körper und Geist, weshalb er auch gegen Schlaflosigkeit wirkt.

N3 – Punkt 3 auf dem Nieren-Meridian

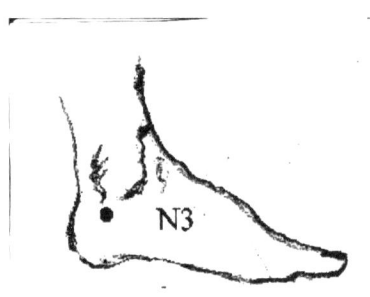

N3 liegt direkt hinter dem inneren Fußknöchel in der Vertiefung zwischen Knöchel und Achillessehne. Auch N3 wirkt besonders gegen Erschöpfungszustände und hilft daher beim Einschlafen.
Massieren Sie ihn zusammen mit N6, an beiden Füßen.

B62- der 62igste Punkt auf dem Blasen-Meridian

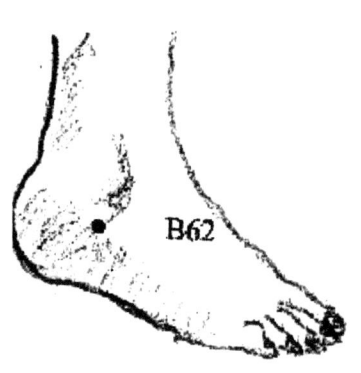

Dieser Punkt liegt unterhalb des äußeren Fußknöchels in der ersten Vertiefung. Insbesondere, wenn der Rücken tagsüber sehr belastet wurde und Sie deshalb nur schwer in den Schlaf finden, entspannt eine Massage dieses Punktes. Außerdem hilft er wie N6 bei Gelenkschmerzen und Bluthochdruck.

ERKÄLTUNG UND GRIPPE

Es ist mal wieder soweit – wie jedes Jahr: Wo immer Sie auftauchen, treffen Sie auf schniefende und schnäuzende Mitmenschen. Sie sind in öffentlichen Verkehrsmitteln, in geheizten Räumen und überall, wo Sie sie auf keinen Fall treffen möchten. Also kurz gesagt, Sie schaffen es nicht, Erkältungsviren aus dem Weg zu gehen. Und auch die anderen Familienmitglieder sind gleichermaßen erfolgreich unterwegs, wenn's ums Virensammeln geht. Ein jeder vermehrt sie und schenkt sie reichlich weiter.

Und ehe Sie sich's versehen, ist es passiert. Die Glieder schmerzen, die Nase läuft und der Hals kratzt beim Schlucken.

Und wenn Sie sie haben, die Erkältung, dann hilft nur eins. Sie müssen schauen, dass sie die Viren so schnell wie möglich besiegen.

Neben gesunder Ernährung und Abhärtung gibt es verschiedene Akupressur-Punkte, die dem Körper helfen, mit der Infektion fertig zu werden und die Atemwege frei zu machen.

In Gesicht und Hals:

Punkt B2 -zweite auf dem Blasen-Meridian.

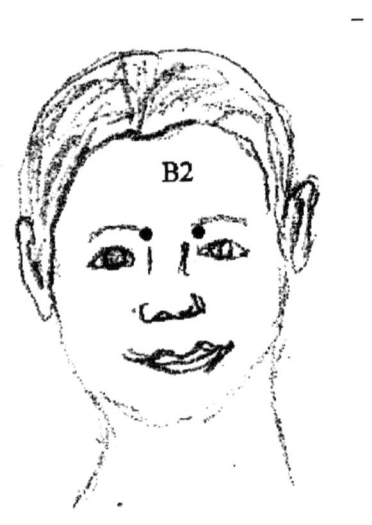

Hier ist es wichtig, dass die Richtung, in die man drückt, nach oben in Richtung der Stirn und der Nasenwurzel stattfindet. Dieser Punkt wirkt vor allen Dingen bei Überanstrengung der Augen, Heuschnupfen und verstopfter Nase.

Di20 – Punkt 20 auf dem Meridian des Dickdarms

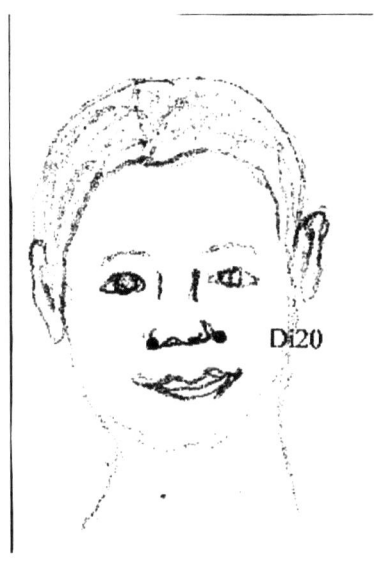

Dieser Punkt befindet sich beidseitig neben den Nasenlöchern. Sanfter Druck dieser Punkte auf jeder Seite unterstützt die verstopfte Nase, Verstopfung der Nebenhöhlen, überanstrengte Augen und Heuschnupfen.

Du24.5 - das „Dritte Auge" (Du Mai)

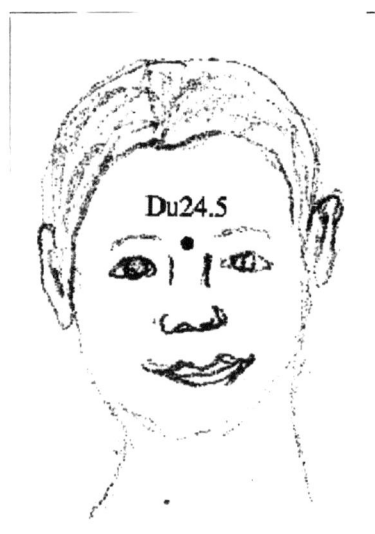

Du24.5 wird allgemein auch das **„Dritte Auge"** genannt. Er liegt genau zwischen den Augen in der Vertiefung der Nasenwurzel. Das „Dritte Auge" wirkt auf die Hypophyse. Daher wirkt das Drücken dieses Punktes bei Kopfschmerz, überanstrengten Augen und bei Heuschnupfen.

Ma3 - der dritte Punkt auf dem Magen-Meridian

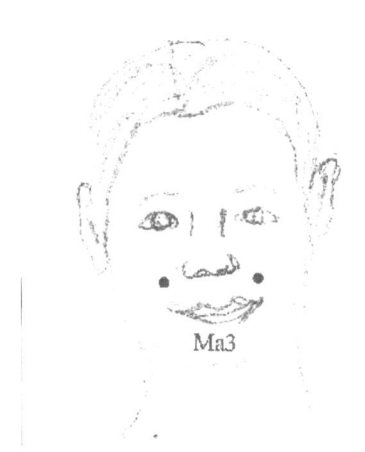

Ma3 liegt beidseitig senkrecht von der Pupille abwärts bis zu der Vertiefung unterhalb vom Backenknochen. Auch ihn drücken Sie insbesondere bei Überanstrengung der Augen, verstopfter Nase und Zahnschmerzen. Beidseitig leichte kreisende Massagebewegungen beruhigen die betroffenen Bereiche.

Ren23 - Punkt 23 auf dem Dienergefäß (Ren Mai)

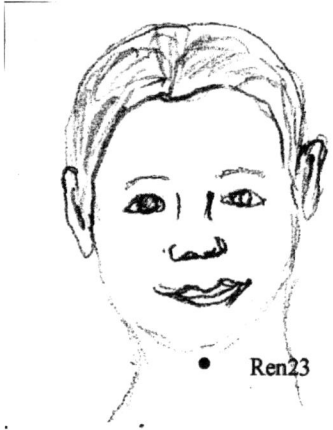

Dieser Punkt liegt in der Vertiefung über dem Adamsapfel. Finden Sie für sich heraus, wie viel Druck hier für Sei angenehm ist. Falls Druck unangenehm für Sie ist oder ob er gar schmerzt, so genügt auch vollkommen eine sanfte Berührung.

Di18 – Punkt 18 auf dem Dickdarm-Meridian

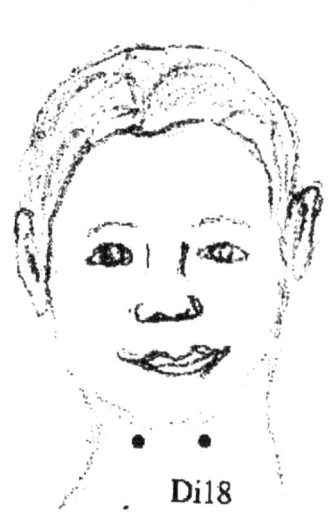

Messen Sie links und rechts von Ihrem Adamsapfel drei Daumenbreiten waagrecht nach hinten, so sind Sie auf Di18 angelangt. Auch eine Massage dieses Punktes hilft Ihnen zur Befreiung ihrer Nase.

Ren22 – Punkt 22 auf dem Dienergefäß (Ren Mai)

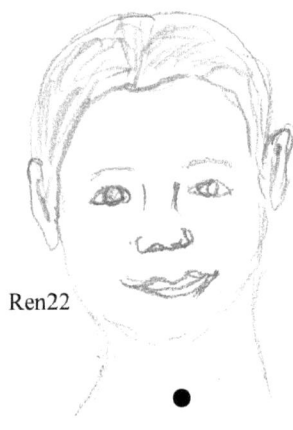

Dieser Punkt liegt direkt in der Vertiefung über dem Brustbein. Massieren Sie hier gegen den Husten.

Am Hinterkopf:

GB20 – der 20igste Punkt auf dem Gallenblasen-Meridian

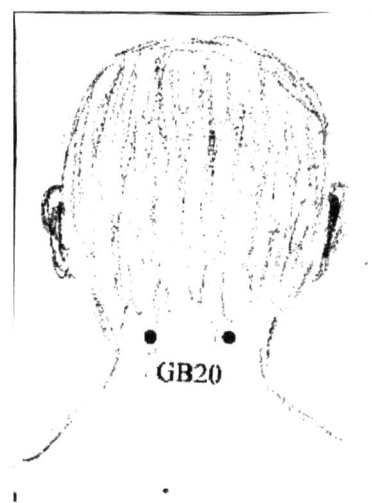

Dieser Punkt liegt beidseitig in der Vertiefung zwischen den beiden großen Nackenmuskeln. Nicken Sie langsam mit dem Kopf, dann spüren Sie den Verlauf der Muskulatur. Wo der Nackenmuskel endet, spüren Sie seine Kuhle. Dort ist der richtige Druckpunkt. Eine Massage dieser Punkte lindert den erkältungsbedingten „Matschkopf". Wählen Sie Stärke und Dauer des Drucks so, wie es Ihrem Kopf am besten gut tut.

Du16 – der 16te Punkt auf dem Lenkergefäß (Du Mai)

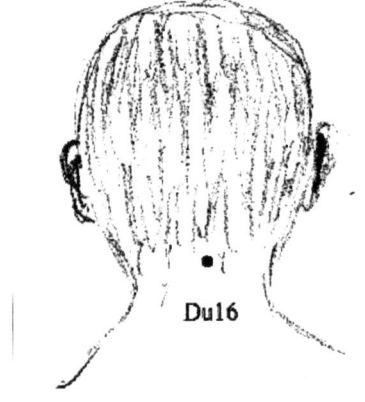

Fassen Sie sich mit dem Zeigefinger am Hinterkopf genau an die Stelle in der Mitte, wo der Schädelknochen aufhört und der Nacken beginnt. In diese Vertiefung legen Sie Ihren Finger und massieren Sie diese Stelle kreisförmig. Drücken Sie nicht zu stark, es soll nicht wehtun. Massieren Sie zwei bis drei Minuten, so lange, wie sie es als angenehm empfinden.

Am Rücken:

B 36 – Punkt 36 auf der Blasen-Meridian

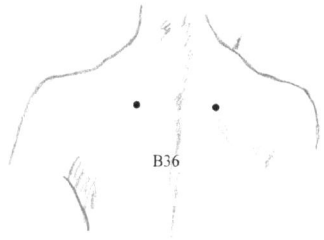

Links und rechts neben der Wirbelsäule an den Spitzen der Schulterblätter findet man B36. Eine sanfte Massage dieser Punkte entspannt die Muskulatur im Rücken und fördert einen erholsamen Schlaf.

Du14 – Punkt 14 auf dem Lenkergefäß (Du Mai)

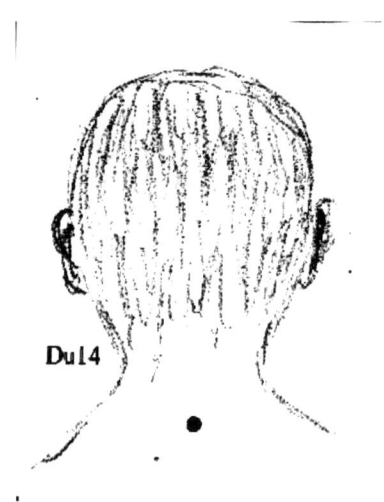

Dieser Punkt liegt unterhalb des siebten Halswirbels. Sie brauchen nicht anfangen, zu zählen. Senken Sie einfach den Kopf nach vorne und fahren sie mit den Fingern über die Halswirbel. Etwa in Höhe der Schultern steht ein Wirbel besonders hervor; dieser ist der siebte. In der Vertiefung darunter liegt LG14.

Am Schlüsselbein:

N27 – Punkt 27 auf dem Nieren-Meridian

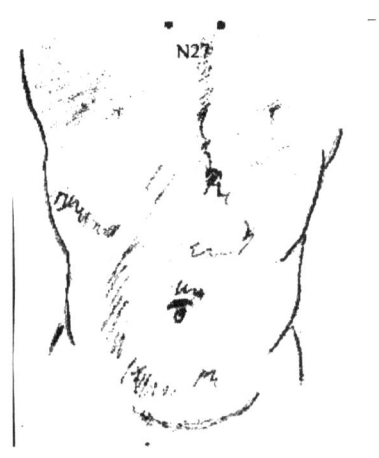

Unterhalb des Schlüsselbeines befindet sich auf beiden Seiten eine Vertiefung. Sie wird manchmal auch die „elegante Villa" bezeichnet. Eine sanfte kreisförmige Massage lindert Atembeschwerden, Husten und Halsschmerzen.

Auf der Brust:

Ren17: Punkt 17 auf dem Dienergefäß (Ren Mai)

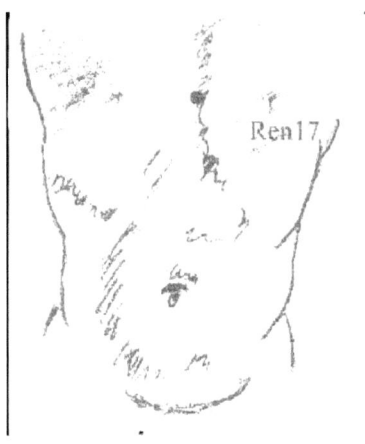

Denken Sie sich eine Linie zwischen den beiden Brustwarzen. Genau in der Mitte liegt Ren17. Auf diesen Punkt drücken Sie gegen Ihren Husten an.

An Hand und Arm:

Di4 – Punkt 4 auf dem Dickdarm-Meridian

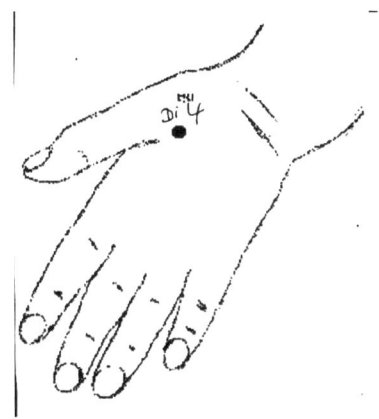

D4 ist ein allgemeiner Kraftpunkt, der auch bei Erkältungen hilft. Strecken Sie Ihre Hand aus. Zwischen Daumenwurzel und Zeigefinger bildet sich ein kleiner Hügel. Das ist der Ansatzpunkt, den Sie mit dem Daumen der anderen Hand drücken. Auch hier gilt es, selbst herauszufinden, wie der Druck am angenehmsten für Sie ist. Allerdings darf man hier bei diesem Fernpunkt ruhig auch fester drücken und diesen auch bis zu zehn Minuten anhalten. Wichtig: Nacheinander beide Seiten bearbeiten.

D4 NICHT IN DER SCHWANGER-SCHAFT DRÜCKEN, SONST KÖNNEN VORZEITG WEHEN AUFTRETEN!!

Di11 – Punkt 11 auf dem Dickdarm-Meridian

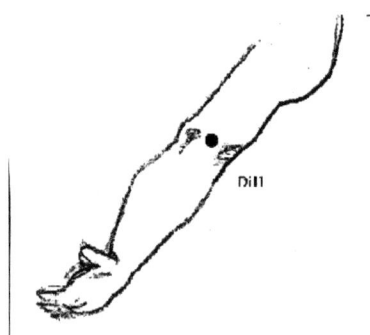

Di11 liegt oben in der Ellenbogenfalte. Sanfter Druck auf beiden Seiten stärkt das Immunsystem und erleichtert dem Körper den Kampf gegen den Infekt.

H5- Punkt 5 auf dem Herz-Meridian

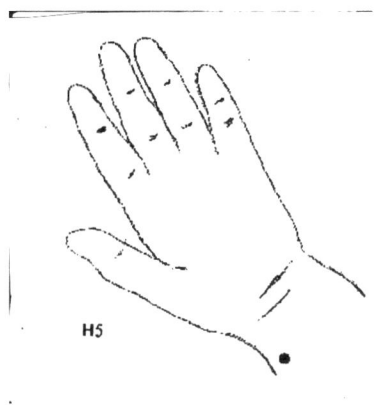

Wenn Sie Ihre Hand nach innen Richtung Ellbogen beugen, so spüren Sie unterhalb des Innenknöchels eine Vertiefung. Hier liegt H5. Auch dieser Punkt unterstützt die Nase beim frei werden.

Lu7 – Punkt 7 auf dem Lungen-Meridian

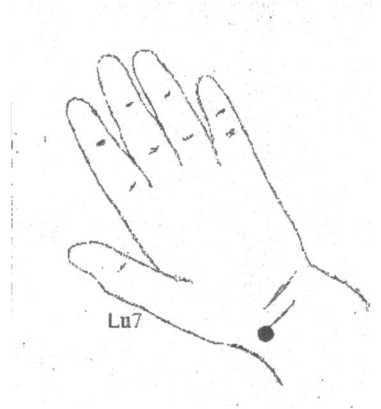

LU7 liegt auch in der Arminnenfläche, diesmal auf der Seite des Daumens oberhalb des Gelenks auf der Speiche. Wie alle Punkte auf dem Lungenmeridian lindert auch er Husten, Schnupfen und Atem-beschwerden.

Lu5 – Punkt 5 auf dem Lungen-Meridian

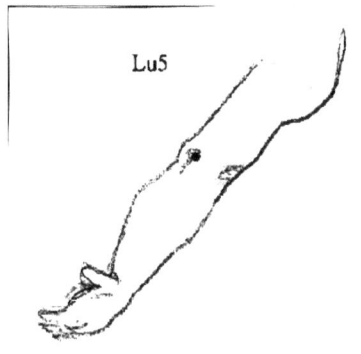

Lu5 liegt in der Beugefalte des Ellenbogens. Wenn Sie Ihren Arm beugen, spüren Sie auf der Seite des Daumens eine leichte Vertiefung neben der Elle. Auch dieser Lungenpunkt hilft wie Lu7 gegen Erkältungsbeschwerden.

Am Fuß

Mi6 – Punkt 6 auf dem Milz-Meridian

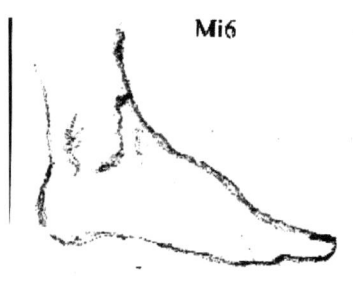

Messen Sie vom Innenknöchel des Fußes drei Daumenbreit nach oben. Hier spüren Sie Mi6. Auch hier kann es sein, dass er bei Erkältung schmerzt. Falls das so ist, massieren Sie den Punkt sanft kreisend. Er wird Ihren Organismus allgemein kräftigen und ihn stärker beim Kampf gegen die Erkältungssymptome machen.

Liebe Leserinnen, liebe Leser,

ich freue mich sehr, dass Sie sich für mein Buch „Akupressur – Drück Dich mal" entschieden haben.
Probieren Sie's aus und Sie werden sehen: Akupressur wirkt.
Schreiben Sie mir Ihre Erfahrungen. Sie finden mich unter

www.vonGabi.de

Es hat mir ungeheuer Spaß gemacht, einmal etwas anderes als Romane, Kurzgeschichten und Gedichte zu schreiben und ich bereue es wirklich nicht, dass ich mich zur Lehrerin für Akupressur habe ausbilden lassen habe. Deshalb wird mein nächstes Buch über andere gesundheitliche Probleme bald folgen. Wann und worüber erfahren Sie in meinem Newsletter. Bestellen Sie ihn auf meiner Homepage.
Ansonsten wünsche ich Ihnen schmerzfreie Tage mit Akupressur.

Ihre Gabi Mast